INTRODUCTION

La solution d'amidon est un régime alimentaire complet à base de plantes mettant l'accent sur les amidons. Il a été développé par John A. McDougall, MD, médecin, auteur et fondateur des programmes McDougall et Dr. McDougall's Right Foods. La majorité des aliments conformes à la solution d'amidon sont des glucides complexes riches en amidon et en fibres, tels que les pommes de terre, les céréales et les légumineuses.

Assistanat du Dr. McDougall, un régime à base d'amidons est un régime idéal pour les humains. Il affirme que son régime alimentaire l'aidera à perdre du poids et à assurer sa santé globale. Parce que les amidons résistants ont tendance à être riches en nutriments et en propriétés pour la santé, le Dr. McDougall pense que la solution d'amidon est une réponse à long terme à la perte de poids durable et à l'amélioration des résultats de santé.

Cependant, la solution d'amidon élimine tous les produits d'origine animale, les huiles végétales, les sucres simples et les aliments transformés. Il limite également les graisses alimentaires comme celles des noix, des graines et des avocats. Bien que la restriction de ces aliments soit censée accélérer la perte de poids, les critiques conseillent de supprimer les aliments ayant des avantages prouvés pour la santé, tels que certaines graisses alimentaires, est inutile.

En tant que défenseur d'un régime à base de plantes faible

en gras, le Dr McDougall a également publié des recherches sur les effets d'un régime végétalien sur diverses conditions de santé, telles que l'arthrite, le l, pression artérielle, cancer et autres maladies chroniques.

Le régime de solution d'amidon décrit la recherche scientifique à l'appui des avantages pour la santé et la perte de poids d'un régime à base d'amidon. C'est un régime faible en gras et riche en fibres, qui devrait permettre à la plupart des gens de perdre du poids efficacement.

Vous n'avez pas besoin de compter les calories; c'est toute l'idée du régime de solution d'amidon. Vous mangez principalement des aliments peu caloriques ; légumes, féculents et non féculents , et grains entiers. Tous les aliments riches en calories sont supprimés, tels que les huiles, les graisses, le fromage, le sucre et les aliments transformés.

La solution d'amidon ne vous oblige pas à suivre un plan d'exercice spécifique. Tant que vous suivez les directives de régime, vous perdrez du poids et améliorerez votre santé. Pour atteindre une perte de poids maximale, vous devriez faire de l'exercice plus fréquemment, car cela brûle plus de calories et réduit votre appétit.

CHAPITRE UN

La solution d'amidon est exempte d'allergènes alimentaires liés aux produits d'origine animale : poisson, produits laitiers et œufs. Cependant, il contient d'autres allergènes courants comme le gluten, le soja, le blé et les noix. Les personnes souffrant d'allergies alimentaires doivent faire des substitutions dans certains cas pour rendre le régime alimentaire sans danger pour elles.

L'utilisation de plus de légumineuses et de céréales que de légumes féculents rend la solution d'amidon plus riche en protéines. Une demi-tasse de haricots noirs contient 7 grammes de protéines seulement. Le quinoa est une autre source de protéines végétales avec 8 grammes de protéines par tasse.

Le livre "La solution d'amidon" détaille la science derrière un régime à base d'amidon et ses bienfaits pour la santé. Il contient également des conseils de perte de poids et près de 100 recettes à base de plantes qui prétendent aider à la gestion du poids et à la prévention des maladies chroniques comme la santé. rt maladie.

Pour une perte de poids maximale, le Dr McDougall suggère de consommer la même quantité de légumes que d'amidon (45 % d'amidon et 45 % de légumes) et 10 % de fruits. Parce que les légumes sont naturellement pauvres en calories, consacrer près de la moitié de votre apport alimentaire aux légumes crée un déficit calorique. D'autres règles sur la solution d'amidon incluent :

- **Mangez quand vous avez faim.** Ce n'est pas un régime hypocalorique. Tant que vous consommez des aliments conformes, vous pouvez manger jusqu'à ce que vous soyez rassasié et satisfait.

- **Évitez de consommer des aliments non-complétants.** La solution d'amidon est conçue pour être un mode de vie, et s'écarter régulièrement du plan rend son maintien difficile.

- **Utilisez des condiments, des assaisonnements et des sauces faibles en gras** pour ajouter de la variété à vos aliments. Par exemple, utilisez une sauce tomate faible en gras comme trempette pour les pommes de terre au four sans huile.

- **Évitez les fruits secs et les jus de fruits** car ils sont riches en calories.

- **Choisissez des fruits entiers.** Les fruits sont une excellente source de vitamines et de minéraux et sont associés à de nombreux avantages pour la santé.

- **Optez pour des grains entiers** au lieu d'aliments à base de farine raffinée. Par exemple, choisissez du pain de blé entier au lieu du pain blanc ; le riz brun est également préférable au riz blanc. Les céréales sont également des aliments de santé rentables. Associez les haricots et le riz pour former une protéine végétalienne complète.

- **Chargez vos jambes.** Les haricots et les lentilles

sont une excellente source de protéines. Ils sont également riches en amidon résistant, en fibres, en vitamines et en minéraux.

- **Faites des versions simples de vos aliments préférés.** Cela peut nécessiter un peu de créativité et de soutien. Si vous aimez les burgers, préparez un burger aux haricots blancs. Si vous aimez la crème glacée, mélangez des bananes congelées.

Que pouvez-vous manger ?

Tous les régimes végétaliens ne sont pas identiques. Certains régimes végétaliens sont similaires au régime américain standard en ce sens qu'ils sont riches en aliments transformés, en graisses saturées et en glucides raffinés. Cependant, la Star Solution est un régime alimentaire complet strict.

Le régime Starch Solution se compose de 70 % d'amidon, 20 % de légumes et 10 % de fruits. Cela signifie que la solution d'amidon élimine la plupart des aliments transformés et stockés et limite les graisses saines comme l'huile d'olive, un vocados, noix, graines et beurres de noix. Alors que certaines personnes s'inquiètent de ne pas obtenir suffisamment de protéines sur la solution d'amidon, le plan comprend beaucoup de protéines à base de plantes comme les légumineuses.

D'autres féculents, tels que le duuinoa, le riz brun et les patates douces, contiennent également des protéines. La protéine sou, comme la protéine du tofu et du tempreh, est également réduite au minimum, bien qu'elle ne soit pas aussi strictement limitée que la graisse ditaru.

La solution d'amidon est similaire à un régime alimentaire complet, qui est également basé sur des aliments enticrs non transformés et met l'accent sur les fruits, les légumes et les légumineuses. bien qu'il inclue de la viande. Un autre régime sans huile et à base de plantes est le régime Engine 2, qui est également associé à la perte de poids et à la prévention des maladies, mais plus flexible sur les aliments diététiques. t comme les noix et les graines. Le régime TLC est un autre régime similaire qui conseille six portions de grains sains pour le cœur par jour. Ceux qui suivent le régime TLC obtiennent toujours une bonne quantité d'amidon, mais sont toujours autorisés à manger des aliments comme la viande maigre, les produits laitiers faibles en gras, les noix, les graines et les huiles végétales. .

Les personnes qui suivent le régime américain standard doivent revoir toute leur façon de manger afin de suivre la solution d'amidon. Non seulement le plan élimine tous les produits d'origine animale (y compris la viande, les fruits de mer, les produits laitiers et les œufs), mais il est également faible en gras et en sucre.

Le plan de régime Starch Solution - liste des aliments

Aliments à manger dans The Starsh Solution

Centrez votre assiette autour des féculents, en ajoutant de la couleur et de la saveur avec des légumes et des fruits non féculents

- Amidons
    - Mangez autant que vous voulez, le moins transformé que vous puissiez trouver
    - Céréales (grains entiers) : orge, blé, maïs, farro , millet, avoine (appelée flocons d'avoine ou avoine épointée), riz (de préférence riz brun), seigle, sorgho, épeautre, blé, riz sauvage. Aussi ppoдyсts fait avec ces grains, sous forme de pains, tortillas, pains plats, rasta, croustillants et

céréales de blé

- Légumineuses : haricots, lentilles, pois (traitez les noix comme des noix/graines, ci-dessous)
- Légumes féculents : sarrasins, topinambours, rarnirs, rotatoes, salsifis, rotatoes doux, courges d'hiver (asorn, bana, noyer cendré, Hubbard), etc.

- Légumes sans amidon
    - Légumes verts, jaunes et orange (non féculents)
    - Mangez beaucoup
    - Bok choy , brocoli, choux de Bruxelles, chou, chou-fleur, céleri, ciboulette, chou vert, aubergine, ail, haricots verts, chou frisé, poireau, l laitue, feuilles de moutarde, gombo, oignons, poivrons, radis, rhubarbe, oignons verts, épinards, été , tomates, navets, courgettes

- Champignons

- Des fruits
    - Mangez beaucoup
    - Pommes, abricots, bananes, baies, cerises, figues, pamplemousses, raisins, loduats, mangues, melons, nectarines, oranges, papayes, pêches, poires, p fruits, prunes, mandarines, pastèques

- Autres aliments à aromatiser
    - Haricots à tartiner, gelées et confitures, tempeh, tofu, tofu peut-être, yaourts à base de soja, poudre de cacao sans gras, tisanes sans café, café substituts, club soda ou seltzer non sucré (aromatisé ou nature), Ener -G Remplaçant d'oeuf, nutritif levure,

> farines de grains entiers, lait de soja, lait de riz, lait de noix, jus de fruits, cassonade, nectar d'agave, sirop d'érable pur, sauce soja, pâte de miso, herbes et épices

- Repas emballés
    - Dr. McDougall's Right Food emballés, soupes, céréales et petits repas

- Snacks
    - Pain de maïs, craquelins (riz ou blé, sans gras), houmous ou autres pâtes à tartiner (sans gras), popcorn (juste du maïs ; éviter le popcorn instantané avec de la graisse ajoutée)

- Mangez 30 à 80 grammes de protéines par jour, en utilisant des protéines végétales (grains entiers, légumineuses, tofu et tempeh, noix et graines, lait de soja et laits de noix). Vous n'avez pas besoin de combiner consciemment ces aliments ("protéines complémentaires") dans un repas donné

- La plupart des gens peuvent profiter de petites quantités de farines raffinées et de sucres simples sans effets indésirables.

Aliments à éviter ou à limiter avec The Starch Solution

Éloignez-vous complètement de ces aliments, tout le temps, pour le reste de votre vie.

- Viande
    - Par exemple boeuf, porc, agneau

- Volaille
    - Par exemple poulet, dinde, canard

- Aliments laitiers

- - Par exemple, lait, fromage, yaourt, crème sure
- Oeufs
- Fruit de mer
- Graisses animales
  - Ex. saindoux et beurre
- Huiles végétales
  - Y compris les huiles d'olive, de maïs, de graines de lin, de canola et de carthame
- Aliments transformés
  - Cepeals raffinés et enrobés de sucre, biscuits, gâteaux, desserts, chocolats, glaces
  - Riz blanc, farine blanche
  - Margarine, mayonnaise
  - Colas et autres sodas
  - Viandes transformées
  - Aliments emballés
  - Équivalents de viande hautement transformés à base de soja et d'autres aliments à base de plantes
- Protéine de soja isolée
- Choisissez des aliments avec le moins d'ingrédients artificiels
- Un faible taux d'alcool est implicite mais non indiqué dans le livre
- Une faible teneur en caféine est implicite mais non indiquée dans le livre
- Aliments trop riches en calories ou trop riches

pour chaque jour - soit éviter complètement, soit manger occasionnellement en très petites quantités comme traitement occasionnel s, surtout si vous essayez de perdre du poids ou avez une maladie chronique

- Noix et graines
- Cacahuètes et beurre de cacahuète
- Olives et avocat
- Fruits secs
- Farines (complètes, blanches, tout usage)
- Jus de fruits et de légumes
- Sucres simples - sucre de table, sirop d'érable, mélasse, agave

Ne vous inquiétez pas trop de restreindre le sodium, à moins que vous ne soyez très sensible au sel, par ex. si vous avez le cœur ou les reins gravement endommagés.

Pour atteindre une perte de poids maximale

Mangez plus :

- non féculents verts, jaunes et oranges - augmentez jusqu'à environ 1/3 à 1/2 de la nourriture dans votre assiette. Remplissez le reste de votre assiette avec de l'amidon

Mangez plusieurs petits repas par jour plutôt qu'un ou deux gros

Mangez un plan de repas simple - une plus grande variété entraîne plus de nourriture consommée

Manger moins :

- Fruits - fruits frais seulement un ou deux par jour

Éviter:

- Sucres simples, y compris les fruits secs et les jus

- Farine et produits à base de farine, y compris pains, bagels et pâtes

- Aliments végétaux riches en matières grasses, tels que les noix, les graines, les avocats, les olives et les aliments à base de soja

- Manger au restaurant

Que mangez-vous pour atteindre une perte de poids maximale?

Pour atteindre une perte de poids maximale, mangez des assiettes 50/50. La moitié de l'assiette est une salade ou des légumes non féculents , et l'autre moitié est constituée de féculents. Vous n'avez pas besoin de compter les calories. Si vous prenez des secondes, suivez toujours la même règle 50/50.

Si vous participiez à un programme McDougall, vous seriez encouragé à manger d'abord une grosse salade, puis un peu de soupe et enfin un repas féculent. Une salade, une soupe de légumes ou un fruit avant un repas remplit votre ventre de fibres et peu de calories et vous empêche de manger d'autant plus de calories ce sont des aliments denses

Grains Entiers Et Pommes De Terre

Les pommes de terre et les patates douces sont délicieuses, vous pouvez les cuisiner, les cuire au four. Faites de la soupe, du ragoût ou mangez des frites sans huile. Les pommes de terre rissolées sont également un repas simple.

Mon conseil pour manger des pommes de terre est de les manger cuits et froids. Lorsque vous mangez vos pommes de terre froides, l'amidon est devenu un amidon résistant avec les mêmes qualités que la fibre. L'amidon résistant est bon pour vos bactéries intestinales, et aussi, moins de calories sont libérées de la nourriture.

Les légumes d'hiver sont aussi des féculents, le gland, le noyer cendré, le bouton d'or, le hubbard et la citrouille sont des légumes féculents. Ils ont moins de calories que les céréales. Les vêtements d'hiver sont parfaits à inclure dans votre alimentation pour atteindre une perte de poids maximale.

En tant que céréales, vous pouvez manger des baies de blé entier, de l'orge entière, du gruau d'avoine, du duinoa , du sarrasin, du maïs, du millet, du riz et des baies de seigle.

Certaines personnes atteintes d'IBS (syndrome du côlon irritable) peuvent être gênées par les céréales, pas nécessairement par le gluten, mais par les fructanes que les céréales contiennent, en particulier le blé et le seigle ont des fructanes . Aussi l'épeautre et l'orge ont des fructanes . De plus, les oignons sont riches en fructanes .

Légumineuses

Les haricots sont aussi des féculents. Les haricots sont riches en protéines et en fibres. Ils vous donnent de la satiété lorsque vous mangez. Il est facile d'acheter des haricots en conserve prêts à l'emploi, mais apprenez à cuisiner les vôtres. Cela devient beaucoup moins cher. Variez les haricots ou vous mangez 1 à 2 fois par semaine au minimum et votre instinct vous aimera.

Certaines personnes ont des problèmes digestifs à cause des haricots, comme des crampes et des flatulences. Il est utile de manger de plus petites quantités au début et d'augmenter la quantité avec le temps. Il peut également être bon de préparer les haricots vous-même, de les faire tremper toute la nuit et de changer l'eau bouillante 1 à 2 fois et de les faire cuire un peu plus longtemps, cela les rend plus faciles à manger. le plus important.

Pour moi, il m'a fallu 6 mois pour m'habituer aux haricots et me débarrasser des effets secondaires indésirables , mais aujourd'hui, je peux manger beaucoup de haricots !

Il existe une grande variété de sortes de haricots. Mangez aussi des lentilles et des pois.

Légumes

Les légumes vous apportent des nutriments et des fibres supplémentaires à votre régime alimentaire et en vrac les portions afin que vous puissiez manger beaucoup d'aliments peu caloriques. Mangez autant de légumes que vous le souhaitez.

Certains légumes à faible teneur en amidon sont les carottes et les betteraves.

Les légumes non féculents sont par exemple des légumes d'été comme les courgettes. Haricots verts, pois mange-tout, myrtilles, chou- fleur , choux de Bruxelles, asperges , aubergines, tomates, cloches, concombre.

En vrac avec des légumes-feuilles.

Les légumes verts à feuilles sont si sains et vous devriez en manger beaucoup tous les jours. Les feuilles vertes sont riches en fibres et le corps de certaines personnes est bon pour transformer l'ALA en feuilles vertes en DHA et EPA, des graisses nécessaires à votre corps. Mais peut-être qu'un supplément d'algues est bon à prendre également.

Les légumes-feuilles contiennent par exemple :

Château

Épinard

Chou

Le cresson

Roquette

Brossoli

tesson suisse

Grand spectacle

Laitue romaine

C'est pourquoi j'apprécie occasionnellement les smoothies parce que, en eux, je peux cacher des légumes-feuilles supplémentaires.

Voici une excellente vidéo sur ces conseils. Welllyourworld propose de bonnes sauces prêtes à l'emploi, sans huile ni sucre. Essayez-les sur vos salades et vos pommes de terre si vous ne voulez pas faire les vôtres.

Pouvez-vous manger tout ce que vous voulez ?

Vous pouvez manger tout ce que vous voulez de légumes non féculents et de légumes verts à feuilles. Vous pouvez manger ½ à 2/3 de votre assiette de féculents comme les haricots, les pommes de terre et les céréales cuites. Beaucoup de gens peuvent manger un nombre illimité de fruits et de baies, mais certains doivent limiter leur consommation à 1 à 3 portions par jour.

Certaines personnes pensent que la solution d'amidon et les programmes de perte de poids McDougall sont des programmes "mangez tout ce que vous voulez". Ce n'est cependant pas le cas. Vous ne pouvez pas manger tout ce que vous voulez de pâtes, de pain, de patates douces ou de haricots. Ils sont sur la liste des "oui", mais vous devez quand même faire preuve de modération. Il en va de même pour les friandises sucrées comme les brownies aux haricots noirs ou autres. Ne mangez ces produits de boulangerie qu'en de rares occasions.

Autres choses que vous devriez ajuster dans vos habitudes alimentaires

Mâchez bien votre nourriture. La mastication est importante pour une bonne digestion. Lorsque vous mâchez votre nourriture, des enzymes sont libérées dans votre salive et le traitement des aliments commence. Si vous avez des problèmes de digestion, ne pas mâcher correctement votre nourriture et manger trop vite peut être le problème. Surtout si vous avez des problèmes avec la salade et les aliments crus, essayez de vraiment mâcher chaque bouchée de salade longtemps; cela aidera la digestion.

Mangez jusqu'à ce que vous soyez satisfait. Ne mangez pas si vous vous sentez trop rassasié, ce qui signifie que cela fait presque mal. Mangez jusqu'à ce que vous soyez rassasié à 70-80 %. Il faut un certain temps pour que les récepteurs d'étirement et les récepteurs satiété avertissent que vous venez de recevoir de la nourriture dans votre système.

Prévoyez du temps pour la digestion. Il est bon de se reposer après avoir mangé ou de ne faire aucune activité physique juste après.

Restreindre la variété. Cela peut sembler drôle puisque je recommande de manger une variété d'aliments. Mais le fait est que notre esprit a soif de nouvelles choses et de nouveaux goûts. C'est pourquoi la plupart des gens ont toujours de la place pour le dessert parce que c'est un nouveau goût. Ainsi, vous pouvez garder vos portions à une bonne taille, manger un type de nourriture, ne pas avoir de sélection de buffet avec des entrées, des plats principaux et des desserts ; cela vous conduira à trop. Il est normal d'avoir une salade, de la soupe et de l'amidon puisque tous ces éléments sont très faibles en calories s'ils ne sont pas à base d'huile végétale.

Qu'en est-il de l'exercice ?

L'exercice est important ! Prenez l'habitude de bouger votre corps tous les jours. Si vous avez des difficultés, commencez par faire des promenades de 20 à 30 minutes et augmentez le temps lorsque vous avez l'endurance nécessaire pour marcher davantage. Le HIIT (entraînement par intervalles de haute intensité) est très puissant et bon pour la santé de votre cœur.

Vous devriez faire de l'exercice parce qu'il brûle des calories et que votre corps brûle des calories même après l'exercice . L'exercice peut supprimer l'appétit, réduire les niveaux d'insuline et protéger votre masse musculaire.

Les muscles brûlent plus de calories dans votre corps que de graisse, il est donc important de garder votre masse musculaire en bonne forme. La musculation est très bénéfique. Vous obtenez un corps plus fort, améliorez votre densité osseuse et augmentez votre métabolisme. Tout dans votre vie est construit autour de la force, juste pour marcher et rester debout, vous avez besoin de force dans votre corps.

Le livre de perte de poids maximale de McDougall contient également un plan d'exercice à la page 109. Il contient des conseils pratiques simples et des astuces pour faire de l'exercice dans votre routine quotidienne.

Mes conseils supplémentaires pour perdre du poids avec un régime à base de plantes

Soyez axé sur les objectifs. Vous avez besoin d'objectifs réalisables. Créez-vous une récompense lorsque vous avez atteint votre objectif.

Renseignez-vous. Lorsque vous comprenez les raisons pour lesquelles vous devez apporter des modifications à votre alimentation, il est plus facile d'atteindre votre objectif.

Assurez-vous que votre environnement vous soutient. Il est très important d'obtenir le soutien de votre famille. S'ils veulent manger malsain, vous pouvez leur dire de manger des choses malsaines pour ne pas le voir et avoir des tentations.

Nettoyez vos placards. Vous devez jeter tous les aliments malsains de votre maison. Même les noix peuvent être trop tentantes et soudain, vous remarquez que vous avez mangé un sac entier de noix de cajou.

Rejoignez un groupe de sécurité. Il peut être plus facile de perdre du poids si vous avez quelqu'un pour vous soutenir. Cela peut être un ami, un groupe de discussion avec certaines personnes, un groupe Facebook ou un groupe en direct pour lequel vous avez payé.

Exemple de liste de courses

Acheter des aliments conformes sur la solution d'amidon peut être délicat étant donné qu'il s'agit d'un régime à base de plantes qui restreint certaines graisses saines comme l'avocat et les limites portions d'aliments peu transformés comme le tofu. Étant donné que le régime est basé sur des amidons comme les pommes de terre, le riz, les haricots et les lentilles, les adeptes du régime peuvent acheter ces aliments en vrac pour économiser de l'argent. Vous pouvez même tremper par lots des céréales et des légumineuses comme aliments de base tout au long de la semaine.

Si vous manquez de temps, vous pouvez essayer Dr. Dr. McDougall's Right Foods, qui sont disponibles en ligne et dans de nombreux magasins. La plupart sont faibles en sucre, en sel et en matières grasses, mais vérifiez bien la liste des ingrédients et les informations nutritionnelles. Certaines des sélections comprennent des gruaux, diverses soupes et des salades de duuinoa.

Mais si vous préférez faire vos propres courses et cuisiner vos repas, la liste suivante fournit des suggestions pour commencer avec la solution d'amidon sur le régime.

Légumes féculents (pommes de terre, patates douces, ignames, maïs, courge musquée)

Légumes réguliers (brocoli, betteraves, carottes, champignons, chou frisé, roquette)

Grains entiers (riz brun, quinoa, sauce soya, orge, avoine)

Fruits entiers (baies, cerises, bananes, pommes, ananas)

Recette sans œuf (pois chiche, lentilles, sarrasin, nouilles de riz)

Haricots _ _

Farines (blé, sarrasin, pois chiches, pomme de terre)

Pain de grains entiers

Épices conformes (rarrika, garlis, sumin, onin rowder, chili rowder, nutritionast)

Sauces conformes (sauce barbecue, ketshur, sauce teriuaki, sauce piquante, sauce sucrée)

Exemple de plan de repas

Un plan de repas conforme au régime de la solution d'amidon devrait se décomposer en environ 70 % d'amidon, 20 % de légumes et 10 % de fruits. Le plan de repas de trois jours suivant comprend quelques idées de repas conformes et comprend quelques recettes à base d'amidon pour vous aider à démarrer. Notez que ce plan n'est pas tout compris et qu'il pourrait y avoir d'autres repas qui fonctionnent mieux pour vous.

Jour 1

Petit-déjeuner : 2 à 3 galettes de sarrasin avec 1/4 de tasse de baies fraîches

Déjeuner : 1 3/4 tasse de soupe de lentilles au curry rouge végétalien (sans huile d'olive)

Dîner : 1 portion de tempeh cuit au four avec 1 table de sauce barbecue à faible teneur en glucides et sans sucre ajouté

Jour 2

Petit-déjeuner : 1 riz brun à la banane garni d'une demi-banane tranchée

Déjeuner : 1 légume méditerranéen (omettez l'huile d'olive et la feta)

de chana au curry de pois chiches à la Trinité (sans huile d'olive) ; 1 tasse de riz brun cuit

Jour 3

Petit-déjeuner : 1 1/2 crypt de patates douces chishrea petit-déjeuner avec des poivrons chorés

Déjeuner : 3 tasses de salade d'oranges sanguines et de chou frisé (omettez l'huile d'olive et la feta)

Dîner: 1 1/2 cyps оне-рот végétalien chili (omettre l'huile d'olive)

Avantages et inconvénients

Convient pour la perte de poids

Les amidons ne sont pas des aliments magiques pour la perte de poids, mais la réduction des graisses animales et des aliments transformés, qui sont souvent riches en sucre, en sel et en graisses saturées, peut contribuer à la perte de poids. En vous concentrant sur des aliments à base de plantes entières, vous pouvez consommer moins de calories tout en restant assis. Les calories proviennent également de sources riches en nutriments.

Peut diminuer le risque de certaines maladies

Le Dr McDougall attribue de nombreuses conditions de santé graves à l'inflammation dans le corps, il n'est donc pas surprenant que la solution d'amidon soit pleine d'aliments anti-inflammatoires comme les fruits, les légumes, céréales et légumineuses. Réduire les produits d'origine animale est également associé à moins d'inflammation et à un risque réduit de maladie cardiaque, de diabète et de certains cancers.[3]

La taille des portions n'est pas limitée

Les personnes qui suivent ce plan d'alimentation n'ont pas besoin de compter les calories ou de limiter la taille de leurs portions. En fait, les abonnés sont encouragés à revenir en arrière pendant quelques secondes s'ils ont encore faim. Le Dr McDougall pense que les amidons sont à la base de l'alimentation humaine.

En conséquence, le régime n'impose aucune restriction sur les amidons. Les légumes sont également illimités. Tant que les repas sont composés principalement de féculents et de légumes, il n'y a pas de limites à la quantité que vous pouvez consommer.

Riche en fibres et en nutriments

De nombreux Américains ne consomment pas assez de fibres.[4] Cependant, les fibres sont une partie importante d'une alimentation saine et elles sont associées à de nombreux avantages pour la santé. La solution d'amidon est emballée avec des fibres parmi d'autres nutriments. Il est également riche en vitamines et en minéraux.

Encourage l'alimentation consciente

L'un des avantages de la solution d'amidon est que vous êtes libre d'écouter les signaux de votre corps et de manger quand vous avez faim. Cela signifie suivre le petit-déjeuner, le déjeuner et le dîner standard si cela convient à votre emploi du temps, ou manger lorsque la faim frappe tant que vos repas sont faibles en gras et en étoiles. basé sur h. Même les collations et les desserts sont autorisés tant qu'ils correspondent au moule.

Durable

Parce que les féculents sont naturellement nourrissants et satisfaisants, la solution d'amidon peut être durable à long terme.

Les inconvénients

Faible teneur en graisses alimentaires

Les graisses alimentaires font partie d'une alimentation équilibrée. Certaines graisses alimentaires sont nécessaires car elles sont essentielles à l'absorption des vitamines liposolubles telles que les vitamines A, D, E et K. 5 Parce que le Dr. Le plan de repas de McDougall est notoirement faible en gras, la solution d'amidon n'est pas équilibrée en termes de ratio de macronutriments.

Les graisses saines sont associées à de nombreux avantages pour la santé. Les acides gras oméga-6 et oméga-3 sont des composants structurels importants des membranes cellulaires, servant de précurseurs aux médicaments bioactifs à lèvres 6 oméga-3 ont des effets anti-inflammatoires. Le Dr McDougall affirme que les graisses comme les noix et les graines peuvent entraver la perte de poids. Il insiste sur le fait que la petite quantité de graisses présentes dans les féculents et les légumes est suffisante.

Comprend des allergènes d'origine végétale

Bien que la solution d'amidon soit exempte d'allergènes courants présents dans les produits d'origine animale, de nombreux aliments à base de plantes répertoriés dans le régime alimentaire contiennent des allergènes tels que le gluten, soja, blé et noix.

Cuisiner sans huile

L'un des défis auxquels les gens sont confrontés avec la solution d'amidon est de cuisiner sans huile. Au lieu d'huile, essayez d'utiliser un bouillon de légumes sans huile ou un autre condiment qui coule comme l'acide de noix de coco . L'eau peut même être utilisée pour faire sauter des légumes. Beaucoup de gens comptent sur la torréfaction, la friture à l'air libre ou la cuisson au four pour éviter de sauter sans huile.

Difficile à suivre

Bien que le régime puisse être suivi à long terme, ce n'est peut-être pas un plan facile à suivre. Il y a beaucoup de restrictions. Ces restrictions rendent presque impossible de manger au restaurant. sinon tous, les repas.

Il peut être long de préparer vous-même chaque repas et il peut être difficile de trouver de nouvelles recettes. Bien que les choses puissent peut-être que ce soit la solution de la solution stardier pour suivre, ce qui peut être en train de se préparer à ce que ce soit le temps pour faire des repas.

La solution d'amidon est-elle un choix sain pour vous ?

Les directives diététiques de l'USDA 2020-2025 recommandent d'incorporer tous les groupes d'aliments, y compris les produits d'origine animale, dans une alimentation équilibrée. L'organisation a également des recommandations spécifiques pour les végétariens, qui incluent les aliments interdits par la solution d'amidon, tels que les produits laitiers, les œufs et les autres. c'est.

La solution d'amidon a des directives plus strictes que les directives diététiques de l'USDA pour les Américains, qui encouragent également les portions hebdomadaires de noix, de graines, de produits à base de soja et de r des grains raffinés, dont tous les adeptes sont priés de consommer avec parcimonie selon le plan du Dr McDougall.

Bien que la solution d'amidon soit souvent associée à d'autres régimes végétaliens, ses restrictions alimentaires spécifiques la distinguent des autres. Il est notoirement faible en gras, ce qui a ses avantages et ses inconvénients. Il présente également des différences importantes par rapport aux directives de l'USDA. Ce n'est pas un régime végétalien adapté aux débutants, mais il peut convenir à quelqu'un qui est sérieux au sujet de la perte de poids à long terme et de la santé globale.

Lorsqu'elle est combinée à de l'exercice régulier et à des habitudes saines comme rester hydraté et dormir suffisamment, la solution d'amidon peut aider certaines personnes à se rapprocher d'elles. objectifs de perte de poids.

Malgré ces différences, la solution d'amidon et l'USDA conviennent que les gens devraient consommer plus d'aliments riches en fibres et de protéines végétales. s.

CHAPITRE DEUX

Les crêpes au sarrasin sont les meilleures ! Je les aime avec un sirop de myrtille fraîche et beaucoup de beurre à la crème douce!

Préparation : 20 minutes

Cuisson : 20 minutes

Total : 40 minutes

Portions : 4

Rendement : 4 portions

Ingrédients

2 entrées au levain

2 œufs, battus

1 table d'huile végétale

3 cuillères à soupe de sucre blanc

½ cuillère à café d'extrait de vanille

1 cuillère à café de sel

1 tasse de farine de blé entier

½ tasse de farine tout usage

½ cuillère à café de bicarbonate de soude

1 cuillère à café de gingembre moulu

Directions

Étoile 1

Dans un grand bol, mélanger le levain, l'œuf, l'huile végétale, le sucre et la vanille. Incorporer le sel, la farine de sarrasin, la farine tout usage, le bicarbonate de soude et le gingembre. Mélanger jusqu'à ce qu'ils soient combinés. Ajustez avec plus de farine ou un peu d'eau, en fonction de l'épaisseur de votre démarreur. La pâte doit être liquide, mais pas coulante.

Étoile 2

Chauffer un gril à 400 degrés F (200 degrés C). Graissez légèrement la plaque chauffante et versez 1/4 à 1/3 de pâte sur une plaque chauffante graissée chaude. Cuire environ 3 à 4 minutes ou jusqu'à ce que le tor soit plein de bulles. Utilisez un спатула pour le chiffre d'affaires et faites cuire l'autre côté pendant 2 minutes supplémentaires ou plus. Servir chaud!

Nutrition Rapide

Par portion : 457 portions ; protéines 18,1 g; glucides 76,8 g; matières grasses 7,9 g ; cholestérol 93,7 mg; sodium 802,9 mg.

Crêpes au sarrasin

J'ai décidé de faire des crêpes au sarrasin pour plusieurs raisons : j'ai beaucoup de restes pour tout petit-déjeuner, j'essaie de cuisiner avec plus de grains entiers et j'ai entendu quelqu'un dire qu'il est presque impossible de faire une bonne crêpe en utilisant 1 00 % de blé entier farine.

Préparation : 10 mn

Cuisson : 10 minutes

Supplémentaire : 5 minutes

Total : 25 minutes

Portions : 4

Rendement : 4 portions

Ingrédients

1 tasse de farine de blé

1 ½ cuillères à café de sucre blanc

1 cuillère à café de levure chimique

¼ cuillère à café de sel

¼ cuillère à café de bicarbonate de soude

1 ¼ tasse de babeurre

1 gros oeuf, battu

¼ tasse d'extrait de vanille

1 cuillère à table de beurre non salé, ou au besoin

Directions

Étoile 1

Fouetter la farine de blé, le sucre, la poudre à pâte, le sel et le bicarbonate de soude dans un bol.

Étoile 2

Battre le babeurre, les œufs et la vanille ensemble dans un autre bol. Verser le mélange de farine dans le mélange de babeurre; fouetter jusqu'à ce que la pâte soit épaisse et lisse. Laisser reposer la pâte pendant 5 minutes jusqu'à ce que des bulles se forment et que la pâte se détende.

Étape 3

Faire fondre le beurre sur une plaque chauffante à feu moyen. Déposez la pâte par grosses cuillerées sur la plaque chauffante et laissez cuire jusqu'à ce que des bulles se forment et que les bords soient secs, 3 à 4 minutes. Retournez et faites cuire jusqu'à ce qu'ils soient dorés de l'autre côté, 2 à 3 minutes. Répétez avec la pâte restante.

Nutrition Faits

Par portion : 196 calories ; protéine 9.1g; glucides 25,7 g; gras 5,8 g; cholestérol 57,2 mg; sodium 444,2 mg.

Meilleures crêpes au sarrasin

Ce sont de délicieuses galettes de sarrasin qui ont bon goût avec du beurre et du sirop ou de la confiture.

Préparation : 5 minutes

Cuisson : 10 minutes

Total : 15 minutes

Portions : 2

Rendement : 2 à 3 portions

Ingrédients

1 tasse de babeurre

1 oeuf

3 cuillères à soupe de beurre, fondu

6 cuillères à soupe de farine tout usage

6 cuillères à soupe de farine de sarrasin

1 cuillère à café de sucre blanc

½ cuillère à café de sel

1 cuillère à café de bicarbonate de soude

3 cuillères à soupe de beurre

Directions

Étape 1

Dans un bol moyen, fouetter ensemble le babeurre, l'œuf et le beurre fondu.

Étape 2

Dans un autre bol, mélanger la farine blanche, la farine de sarrasin, le sucre, le sel et le bicarbonate de soude. Versez les ingrédients secs dans le mélange d'œufs. Remuer jusqu'à ce que les deux mélanges soient juste incorporés.

Étape 3

Faites chauffer une plaque chauffante ou une grande poêle à feu moyen et placez-y 1 cuillère à soupe de beurre, de margarine ou d'huile. Laissez le beurre fondre avant de verser la pâte dans la poêle à frire, formez des crêpes de 4 pouces à partir de la pâte. Une fois que des bulles se forment sur le dessus des crêpes, retournez-les et faites-les cuire de l'autre côté pendant environ 3 minutes. Continuez avec ce processus jusqu'à ce que toute la pâte soit transformée en crêpes.

Nutrition Faits

Par portion : 560 calories ; 12,8 g de protéines ; glucides 42,1 g; graisse 39g; cholestérol 189,5 mg; Sodium 1622,6 mg.

Crêpes au sarrasin pendant la nuit

Je trouve le goût des galettes de sarrasin pur trop fort, alors j'utilise de la farine à moitié tout usage et à moitié de sarrasin. Les crêpes peuvent être servies avec du sirop pour le petit-déjeuner, ou comme des blinis avec des garnitures salées telles que du saumon fumé et de la crème sure.

Durée : 10 mn

Cuisson : 15 mn

Supplémentaire : 8 heures

Total : 8h25 _

Portions : 8

Rendement : 8 pancakes

Ingrédients

⅔ de farine tout usage

⅔ tasse de farine de blé entier

½ tasse de levain

1 tasse de lait 2%

2 oeufs, légèrement battus

2 cuillères à soupe de beurre non salé, fondu et refroidi

1 cuillère à café de levure chimique

½ cuillère à café d'extrait de vanille (facultatif)

1 pincée de sel

cooking sppay

Distinctions

Page 1

Mélanger la farine tout usage, la farine de sarrasin, le levain et le lait ensemble dans un récipient d'une litre avec un couvercle hermétique jusqu'à ce qu'ils soient uniformément mélangés. Couvrir avec un couvercle et laisser reposer sur le comptoir, 8 heures pendant la nuit.

Étoile 2

Incorporer les œufs, le beurre, la poudre à pâte, l'extrait de vanille et le sel le lendemain matin. Fouetter jusqu'à consistance lisse.

Étoile 3

Vaporisez une poêle avec un aérosol de cuisson et faites chauffer à feu moyen. Versez environ 2 tables de pâte dans la poêle pour chaque crêpe et faites cuire jusqu'à ce que des bulles forment et que les torses aient l'air secs, environ 2 minutes. Flır pансакеs et cuire pendant 1 minute de plus.

Note du cuisinier :

Si vous n'utilisez pas toute la pâte, préparez des pancakes et réchauffez-les plus tard. Si vous laissez la pâte reposer, elle deviendra trop aigre.

Nutrition Faits

Par portion : 154 calories ; protéine 6g; glucides 21,1 g; graisse 5,3 g; cholestérol 56,7 mg; sodium 115,7 mg.

Pancakes au sarrasin sans gluten

Un moyen facile d'ajouter des fibres à vos crêpes sans gluten. Ingrédients facultatifs : myrtilles ou bananes, noix ou noix de pécan.

Préparation : 5 minutes

Cuisson : 3 minutes

Supplémentaire : 15 minutes

Total : 23 minutes

Portions : 6

Rendement : 6 pансакеs

Ingrédients

¾ mélange pour pâtisserie et rançake sans gluten (comme Pamela's®)

¾ tasse d'eau

1 oeuf

¼ tasse de farine de sarrasin

1 table d'huile végétale

Directions

Étoile 1

Mélangez un mélange sans gluten, de l'eau, de l'huile, de la farine de sarrasin et de l'huile végétale dans un bol jusqu'à ce qu'il n'y ait plus de grumeaux. Ajouter de l'eau supplémentaire si nécessaire pour diluer la pâte. Laissez la pâte reposer pendant 15 minutes pour des crêpes plus moelleuses.

Étoile 2

Chauffez une plaque chauffante légèrement huilée à feu moyen-doux. Verser 1/4 de la pâte sur la plaque chauffante chaude et cuire jusqu'à ce qu'elle soit dorée, environ 2 minutes. Flir et cuire jusqu'à ce que le côté orrosite soit doré, environ 1 minute plus tard.

Nutrition Faits

Par portion : 106 portions ; protéines 2,4 g; glucides 17,3 g; matières grasses 3,3 g ; cholestérol 31mg; sodium 123,4 mg.

Pancakes sans gluten aux myrtilles et aux bananes
Galettes de sarrasin végétariennes et sans gluten. Le sarrasin provient d'une graine de fruit et est apparenté à la rhubarbe. Il est sans blé et sans céréales, bien que souvent appelé à tort grain.

Durée : 10 mn

Cuisson : 5 minutes

Total : 15 minutes

Portions : 6

Rendement : 6 ransakes

Ingrédients

1 monsieur de farine de sarrasin

½ cuillère à café de cannelle moulue

¼ cuillère à café de sel rose de l'Himalaya

1 monsieur jus de lait de noix

2 oeufs

1 cuillère à soupe de miel brut

2 cuillères à soupe de beurre, divisé

½ cuillère à café de bicarbonate de soude

1 sur myrtilles fraîches

1 banane, écrasée

directions

Ster 1

Mélangez la farine de sarrasin, la cannelle et le sel dans un grand bol. Faire un puits au centre; remplir avec du lait de coco, des œufs, du miel, 1 cuillère à soupe de beurre et du bicarbonate de soude. Mélanger la pâte jusqu'à consistance lisse.

Étape 2

Pliez les myrtilles et la banane dans la pâte; remuer doucement pour combiner.

Étoile 3

Faites fondre le reste du beurre sur une plaque chauffante à feu moyen-doux. Verser 1/4 tasse de pâte sur la plaque chauffante; cuire jusqu'à ce que des bulles se forment et que les bords soient secs, 3 à 4 minutes. Frire et cuire jusqu'à ce qu'ils soient dorés de l'autre côté, 2 à 3 minutes. Complétez avec la pâte restante.

Notes du cuisinier :

Vous pouvez utiliser des myrtilles congelées à la place de fraîches.

Le lait d'amande peut être remplacé par du lait de coco.

Vous pouvez moudre des grains de sarrasin au lieu d'utiliser de la farine de sarrasin pour une crêpe plus moelleuse .

Nutrition Faits

Par portion : 239 calories ; protéine 5.6g; glucides 26,3 g; graisse 14.1g; cholestérol 64,7 mg; sodium 257,3 mg.

Curry doux et épicé aux pois chiches

Un de mes clients m'a donné une version plus courte de cette recette avant de quitter le travail pour la journée. J'y ai ajouté quelques choses et j'ai adoré. Merci beaucoup, Laurie. Vous aviez raison, bon repas ! Cette sauce se marie bien avec du riz ou du pain pita. Ce qui est génial avec cette recette, c'est que vous pouvez ajouter autant d'épices que vous le souhaitez.

Préparation : 15 minutes

Cuisson : 30 mn

Total : 45 minutes

Portions : 6

Rendement : 6 portions

Ingrédients

1 cuillère à soupe d'huile de sésame

2 livres de viande de cuisse de dinde hachée

1 oignon, haché

3 gousses d'ail, pressées

1 (14,5 onces) de haricots garbánzo (chickreas), égouttés

1 (14,5 onces) de tomates en dés

2 cuillères à soupe de poudre de curry

½ verre de piment doux en bouteille

½ tasse de lait de fraise

sel et poivre noir moulu au goût

1 cuillère à café de flocons de piment rouge (Ortional)

Directions

Étoile 1

Chauffer l'huile dans une poêle à feu moyen; cuire la dinde avec l'oignon et l'ail dans l'huile jusqu'à ce que la viande ne soit plus rose, 10 à 15 minutes. Réduisez la viande en miette pendant qu'elle cuit. Incorporer les pois chiches, les tomates, la poudre de cari, la sauce chili et le lait de coco; porter le mélange à ébullition. Réduire le feu et laisser mijoter 15 minutes. Assaisonnez avec du sel, du répétiteur et des flocons de répétiteur rouge écrasés.

Nutrition Faits

Par portion : 424 calories ; protéines 35,7 g; glucides 29,4 g; matières grasses 18,9 g ; cholestérol 111,7 mg; Sodium 706,1 mg.

Masala de patates douces et pois chiches

Il me restait du pain qui a une courte durée de conservation. Donc, je suppose que cette recette épicée va bien avec. J'ai décidé d'ajouter de la patate douce au chana masala original, car je ne voulais pas non plus que cela se perde. Et c'était bon !

Durée : 15 mn

Cuisson : 30 mn

Total : 45 minutes

Portions : 3

Rendement : 3 portions

Ingrédients

1 cuillère à table de ghee (beurre clarifié)

1 cuillère à soupe d'huile végétale

1 (1 pouce) de gingembre frais, pelé et haché

2 gousses d'ail, hachées

1 oignon, coupé

1 cuillère à café de poudre de curry

1 cuillère à café de cumin moulu

1 cuillère à café de coriandre moulue

1 cuillère à café de piment en poudre (Ortional)

½ cuillère à café de garam masala

½ cuillère à café de curcuma moulu

eau au besoin

2 grosses patates douces, pelées et coupées en dés

1 (15 onces) peut chiquer (haricots garbanzo), rincés et égouttés

1 tasse d'eau, ou plus au besoin

1 cuillère à café de sel, ou au goût

2 tomates, hachées

1 table de coriandre fraîche hachée

Directions

Étape 1

Faire fondre le ghee avec de l'huile dans une grande poêle à feu moyen. Faire sauter le gingembre et l'ail dans le mélange de ghee jusqu'à ce qu'ils soient aromatiques et légèrement dorés, environ 5 minutes. Ajoutez-y; continuer à sauter jusqu'à ce que l'oignon soit doux et translucide, environ 5 minutes de plus.

Étape 2

Mélanger la poudre de curry, le cumin, la coriandre, la poudre froide, le garam masala et le curcuma ensemble dans un bol; ajouter à la poêle et remuer. Incorporer suffisamment d'eau dans la poêle pour que le mélange ressemble à une pâte; cuire pour laisser les saveurs s'intensifier pendant environ 30 secondes.

Étape 3

Incorporer la patate douce, les frites, 1 tasse d'eau et le sel dans le mélange dans la poêle; faire mijoter jusqu'à ce que la patate douce soit juste tendre, environ 10 minutes. Diluer le mélange avec plus d'eau si trop épais.

Étape 4

Incorporer les tomates dans le mélange de patates douces, porter à ébullition et cuire jusqu'à ce que le liquide se réduise à une sauce épaisse, environ 5 minutes. Garnir de coriandre.

Notes du cuisinier :

J'ajoute une cuillère à café de poudre froide pour le rendre très chaud et épicé. Pour ceux qui ne supportent pas la chaleur, il suffit de s'en passer.

Nutrition Faits

Par portion : 515 calories ; protéines 11,7 g; glucides 96g; graisse 10,9 g; cholestérol 10,9 mg; sodium 1243,9 mg.

Curry végétalien de poulet à la patate douce

Délicieux plat de curry végétalien. Servir avec du riz basmati et du pain naan .

Préparation : 10 minutes

Cuisson : 20 minutes

Total : 30 minutes

Portions : 6

Rendement : 6 portions

Ingrédients

3 cuillères à soupe d'huile d'olive

1 oignon, coupé

2 gousses d'ail, hachées

2 cuillères à café de racine de gingembre frais hachée

1 (15 onces) de pois chiches, égouttés

1 (14,5 onces) de tomates en dés

1 (14 onces) peut lait de coco

1 patate douce, en cubes

1 tableau _

1 cuillère à café de cumin moulu

1 cuillère à café de curcuma moulu

½ cuillère à café de sel

¼ c. à thé de flocons de piment rouge

1 sur babu spінаш

Directions

Étoile 1

Chauffer l'huile dans une poêle à feu moyen et faire chauffer l'oignon, l'ail et le gingembre jusqu'à ce qu'ils ramollissent, environ 5 minutes. Ajouter le poulet, les tomates, le lait de noix et la patate douce. Porter à ébullition, réduire le feu à doux et laisser mijoter jusqu'à tendreté, environ 15 minutes.

Étoile 2

Assaisonnez avec du garam masala, du cumin, du curcuma, des flocons de piment et du sel. Ajoutez une épice juste avant de servir.

Nutrition Faits

Par portion : 293 calories ; protéine 5.1g; glucides 22,3 g; gras 21,6 g; sodium 515mg.

Wraps de légumes frais

Ceux-ci sont parfaits pour une journée chaude. Mangez-les pour le déjeuner, le dîner ou les collations, selon vos besoins alimentaires. Ajoutez des légumes, échangez des légumes ou ajoutez du riz assaisonné ou du duinoa pour un enveloppement plus copieux. Idéal pour les fêtes, car ils sont faciles à préparer, portables et ne nécessitent aucune réfrigération immédiate.

Préparation : 35 minutes

Total : 35 minutes

Portions : 8

Rendement : 8 guerres

Ingrédients

1 rire avosado - enroulé, ritté et dised

1 cuillère à soupe de mayonnaise

½ cuillère à café de sel

½ cuillère à café de poudre d'ail

¼ cuillère à café d'oignon

⅛ teaspooon cayenne reprer, ou au goût

8 (8 pouces) tortillas de farine

2 tomates, coupées en dés

1 concombre, tranché

1 poivron vert, coupé en lanières

1 laitue pommée, émondée

1 paquet (8 onces) de fromage mozzarella frais, tranché

Distinctions

Page 1

Préparez la propagation : purée d'avocat, peut-être, sel, poudre d'ail, poudre d'oignon et poivre de Cayenne dans un bol avec une fourchette jusqu'à ce qu'ils soient bien mélangés.

Étape 2

Assemblez les wraps : étalez les tortillas avec une couche d'avocat. Placez des tomates en dés, des tranches de concombre, des lanières de poivron, de la laitue et des tranches de fromage mozzarella sur chaque emballage, en laissant environ 2 pouces d'espace en bas. Pliez les bas vers le haut. Rouler les tortillas sur les légumes fermement pour enfermer les garnitures.

Notes du cuisinier :

Tortilles chaudes si désiré (pour la flexibilité), bien que cela ne soit pas nécessaire si l'emballage est assez grand.

Essayez une version pizza en utilisant du pepperoni précuit, du poivron vert, des champignons, de l'oignon, des tomates en dés et de la mozzarella. Aucune sauce n'est nécessaire, bien qu'une fine couche de sauce piquante sucrée fasse un bon ajout. Avoir les ingrédients disposés dans de petits plats en fait une recette amusante pour les enfants, car ils peuvent les mettre ensemble eux-mêmes.

Nutrition Faits

Par portion : 315 calories ; protéines 11,1 g; glucides 35,1 g; graisse 14,8 g; cholestérol 22,9 mg; sodium 440,9 mg.

Légumes enveloppés d'aluminium

Légumes d'automne mélangés vraiment délicieux grillés dans un paquet de papier d'aluminium. Vous voudrez utiliser plusieurs paquets pour les garder tous à une taille gérable. Ouvrez soigneusement les sachets finis - les légumes sont CHAUDS ! Profitez-en !

Préparation : 15 minutes

Cuisson : 30 minutes

Total : 45 minutes

Portions : 10

Rendement : 10 portions

Ingrédients

2 ½ livres de pommes de terre nouvelles, tranchées finement

1 grosse patate douce, tranchée finement

2 oignons vides, tranchés de 1/4 de pouce d'épaisseur

½ livre de haricots verts frais, coupés en morceaux de 1 pouce

1 brin de romarin frais

1 brin de thym frais

2 cuillères à soupe d'huile d'olive

sel et poivre au goût

¼ d'huile d'olive

Directions

Étoile 1

Préchauffer le gril à feu vif.

Étoile 2

Dans un grand bol, combinez les nouvelles rotations, la rotation douce, les oignons Vidalia, les haricots verts, le rosemaru et le thum. Incorporer 2 tables d'huile d'olive, du sel et rerrer pendant une heure.

Étoile 3

En utilisant 2 à 3 couches de papier d'aluminium, créez le nombre de feuilles de papier d'aluminium souhaité. Badigeonnez généreusement l'intérieur des sachets avec l'huile d'olive restante. Distribuez le mélange de légumes uniformément entre les raquettes. Fermez hermétiquement.

Étoile 4

Placez les raskets sur le gril préchauffé. Cuire 30 minutes, en retournant une fois, ou jusqu'à ce que les pommes de terre soient tendres.

Nutrition Faits

Par portion : 223 calories ; protéines 3,9 g ; glucides 34,8 g; matières grasses 8,3 g ; sodium 35,1 mg.

guerre méditerranéenne

Un excellent plat pour le déjeuner ou le dîner. Peut être fait avec tous les restes, comme le pesto fait maison , le poulet grillé ou qui va bientôt se gâter.

Durée : 25 mn

Cuisson : 10 minutes

Total : 35 minutes

Portions : 4

Rendement : 4 portions

Ingrédients

1 oignon rouge, tranché

1 courgette, tranchée

1 aubergine, tranchée

¼ livre de champignons frais, tranchés

1 poivron rouge, tranché

1 cuillère à soupe d'huile d'olive

sel et poivre noir moulu au goût

4 tortillas de grains entiers

¼ tasse de fromage de chèvre

¼ tasse de basilic

1 gros avocat, tranché

Directions

Étape 1

Placez l'oignon, la courgette, l'œuf, les champignons et

le poivron dans un grand récipient avec un couvercle hermétique. Versez l'huile d'olive sur les légumes et assaisonnez avec du sel et du réparateur. Fermez le couvercle et secouez pour bien enrober.

Étoile 2

Faites chauffer une poêle à griller ou une poêle à feu moyen. Placer les légumes sur la poêle chauffée, remuer et cuire jusqu'à ce qu'ils soient tendres, environ 10 minutes.

Étape 3

Étalez chaque tortilla avec 1 fromage de chèvre à table et 1 pâté à soupe. Divisez l'avocat en tranches entre les tortillas et le tor avec les légumes mélangés. Pliez le bas de chaque tortilla et roulez chaque ur dans une guerre bien ajustée.

Note du cuisinier

Se marie très bien avec les restes de poulet grillé pour un repas non végétarien.

Nutrition Rapide

Par portion : 436 calories ; protéines 14,6 g ; glucides 48,4 g; gras 26,3 g; cholestérol 16,2 mg; sodium 433,3 mg.

Porridge d'avoine au chocolat et aux bananes

'Mummu, maman!' est quelque chose que vous êtes obligé d'entendre lorsque vous préparez ce délicieux petit-déjeuner. Une simple bouillie de flocons d'avoine avec de la purée de bananes et du chocolat fondu le rend encore plus spécial ! Vous pouvez ajouter des raisins secs et 1/4 de cuillère à café de cannelle, selon ce que votre famille aime.

Durée : 10 mn

Cuisson : 5 minutes

Total : 15 minutes

Portions : 2

Rendement : 2 tasses

Ingrédients

2 tasses d'eau bouillante

1 tasse de flocons d'avoine

¼ cuillère à café de sel

½ cassonade

1 banane, écrasée

¼ tasse de sirop de chocolat sucré

Directions

Étape 1

Dans une casserole, mélanger l'eau, les flocons d'avoine et le sel. Laisser mijoter 5 minutes à découvert en remuant de temps en temps. Retirer du feu, couvrir et laisser reposer 3 minutes. Incorporer la cassonade, la banane et les pépites de chocolat.

Nutrition Rapide

Par portion : 516 calories ; 6,9 g de protéines ; glucides 108,1 g; matières grasses 9,1 g ; sodium 318,5 mg.

Bouillie de petit-déjeuner au riz brun

Utilisez ce reste de riz brun et essayez quelque chose de nouveau pour le petit déjeuner. Essayez-le pour en faire le vôtre, vous pouvez essayer d'utiliser n'importe quel mélange de fruits secs au lieu des bleuets.

Préparation : 5 minutes

Cuisson : 25 minutes

Total : 30 minutes

Portions : 2

Rendement : 2 portions

Ingrédients

1 tasse de riz brun cuit

1 tasse de lait écrémé à 2 %

2 tables de myrtilles séchées

1 trait de cannelle

1 cuillère à soupe de miel

1 oeuf

¼ cuillère à café d'extrait de vanille

1 cuillère à table de beurre

Directions

Étoile 1

Combinez le riz brun cuit, le lait, les myrtilles, la cannelle et le miel dans une petite saucisse. Porter à ébullition, puis réduire le feu à doux et laisser mijoter pendant 20 minutes.

Étape 2

Battre l'oeuf dans un petit bol. Tempérez l'œuf en fouettant dans du riz chaud, une table à la fois jusqu'à ce que vous ayez incorporé environ 6 cuillères à soupe. Incorporer l'œuf dans le riz avec la vanille et le beurre, et poursuivre la cuisson à feu doux pendant 1 à 2 minutes pour cuire.

Nutrition Rapide

Par portion : 318 calories ; 9,9 g de protéines ; glucides 44,7 g; matières grasses 11,6 g ; cholestérol 118mg; sodium 130,3 mg.

Curry de chou frisé de Scooter

Je suis rentré chez moi dans mon jardin un jour et j'ai préparé ce repas ensemble. C'est une excellente option de repas sain qui ne nécessite pas trop d'ingrédients.

Durée : 15 mn

Cuisson : 15 mn

Total : 30 minutes

Portions : 3

Rendement : 3 portions

Ingrédients

2 cuillères à soupe d'huile de noix de coco, divisées

1 (8 onces) de tempeh en cubes, coupé en cubes de 1/2 pouce

2 cuillères à soupe de poudre de curry

1 oignon jaune, haché

1 bouquet de chou frisé - tiges retirées et jetées, feuilles déchirées en petits morceaux

2 càc de poudre d'ail

3 onces de fromage de chèvre émietté

1 cuillère à café de sel

Directions

Étoile 1

Faire fondre 1 cuillère à soupe d'huile de sésame dans une grande poêle à feu moyen-vif. Cuire et remuer le tempeh et la poudre de curry dans l'huile chaude jusqu'à ce qu'ils soient parfumés, environ 3 minutes. Ajouter l'oignon ; Cuire et remuer jusqu'à ce qu'ils soient légèrement ramollis, environ 2 minutes.

Étoile 2

Réduisez la chaleur à moyenne et remuez le chou frisé, l'huile de sosonut restante et la poudre d'ail dans un mélange de tempeh; cooĸ et remuer jusqu'à ce que le chou se fane, environ 10 minutes. Transférer dans des assiettes et dans des plats avec du fromage de chèvre et du sel marin.

Notes du cuisinier :

Ajouter un peu d'eau (1/4 tasse) si le chou est sec. Remplacez le fromage de chèvre par du yogourt grec si vous l'aimez. Dégustez avec du sel de mer pour plus de plaisir.

Nutrition Rapide

Par portion : 436 calories ; protéines 26,1 g; glucides 29,9 g; matières grasses 27,5 g ; cholestérol 22,4 mg; sodium 807,7 mg.

Galettes de saucisse tempeh petit-déjeuner

C'est une excellente alternative végétalienne et sans cholestérol à la saucisse du petit-déjeuner. C'est très facile à préparer et peut être préparé à l'avance pour un petit déjeuner en semaine.

Durée : 10 mn

Cuisson : 13 mn

Supplémentaire : 15 min

Total : 38 minutes

Portions : 11

Rendement : 11 rats de 2 pouces

Ingrédients

1 (8 onces) raskage temreh, râpé

¼ tamari aigre

3 mots garlís, écrasé, ou plus au goût

2 ½ thés de sauge séchée

1 ½ cuillères à café de saumon fumé

1 cuillère à café de poivre noir moulu

2 c. à thé de flocons rouges

¼ farine de blé entier aigre

½ cuillère à café d'huile d'olive, ou au besoin

Directions

Diriger 1

Mélanger le tempeh, le tamari, l'ail, la sauge, l'ail, le poivre noir et les flocons de piment rouge dans une casserole. Laisser mijoter, en remuant fréquemment, jusqu'à ce qu'il soit complètement réduit, environ 7 minutes.

Étoile 2

Incorporer la farine au mélange de tempreh. Laisser refroidir dans la saucisse jusqu'à ce qu'il soit sûr à manipuler, environ 15 minutes. Façonner en pâtes de 2 pouces.

Étape 3

Faites chauffer une poêle à feu moyen et graissez avec de l'huile d'olive. Faites frire les pâtes jusqu'à ce qu'elles soient bien dorées, environ 3 minutes par côté. Égoutter sur du papier absorbant.

Note du cuisinier :

Au lieu de faire frire à la poêle, vous pouvez mettre 1 table d'huile d'olive dans le tempeh refroidi, partager en galettes et cuire sur une plaque à pâtisserie à 4 00 degrés F (204 degrés C) pendant 20 minutes, en allumant.

Nutrition Faits

Par portion : 59 calories ; 5g de protéines; glucides 5,2 g; matières grasses 2,6 g ; Sodium 365,1 mg.

Tempeh Tacos

Taco 'viande' en utilisant du tempeh. Servir avec des taso ou des fajitas. Ou, si vous regardez les glucides, servez avec une salade.

Durée : 15 mn

Cuisson : 15 mn

Total : 30 minutes

Portions : 4

Rendement : 4 portions

Ingrédients

2 cuillères à soupe d'huile d'olive extra vierge

1 petit oignon, émincé

2 gousses d'ail, hachées

1 paquet (8 onces) de riz tempeh aromatisé, râpé

½ tasse de bouillon de légumes

2 cuillères à soupe de mélange d'assaisonnements tacos

1 cuillère à café d'orge séché

½ cuillère à café de piment rouge moulu (Ortional)

Distinctions

Page 1

Faire chauffer l'huile dans une poêle à feu moyen-vif. Cuire et remuer dans l'huile chaude jusqu'à ce qu'elle commence à ramollir, environ 5 minutes; Ajouter l'ail et cuire jusqu'à ce qu'il soit parfumé, 1 à 2 minutes. Incorporer le tempeh râpé dans le mélange on-on; cuire et remuer jusqu'à ce qu'ils soient légèrement dorés, environ 5 minutes.

Étoile 2

Versez le bouillon de légumes sur le mélange tempeh et réduisez le feu à doux; assaisonner avec taco assaisonnement, oregano et répétiteur rouge moulu. Cuire, en remuant régulièrement, jusqu'à ce que la majeure partie du liquide se soit évaporée, environ 5 minutes.

Nutrition Rapide

Par portion : 199 calories ; 10,9 g de protéines ; glucides 11,4 g; graisse 13g; Sodium 391,6 mg.

Tempeh Ruben

Un sandwich savoureux et acidulé qui est une tâche facile à faire.

Durée : 5 minutes

Cuisson : 10 mn

Total : 15 minutes

Portions : 1

Rendement : 1 portion

Ingrédients

1 tranche de temps

¼ tasse de choucroute

1 tranche de fromage suisse

1 table de vinaigrette mille îles

2 tranches de pain

½ cuillère à soupe de beurre

Directions

Étoile 1

Faites chauffer une poêle à feu moyen. Étendre le beurre sur un côté d'une tranche de pain. Placer le pain côté beurre dans la poêle et garnir de tempeh, de fromage suisse, puis de choucroute. Étalez du beurre sur la tranche de pain restante et placez-la sur la choucroute. Cuire jusqu'à ce qu'il soit grillé d'un côté, retourner et poursuivre la cuisson jusqu'à ce que le fromage fonde.

Nutrition Faits

Par portion : 450 calories ; protéine 18,6 g; glucides 40,1 g; matières grasses 24,8 g ; cholestérol 46,3 mg; sodium 924,9 mg.

Tempeh cuit au four

Ce plat a le goût du poulet cuit au four et des légumes. Tellement génial que j'ai trompé mon oncle en lui disant que c'était VRAIMENT de la viande !

Préparation : 40 minutes

Cuisson : 30 minutes

Total : 70 minutes

Portions : 6

Rendement : 6 portions

Ingrédients

1 ½ cuillère à café d'huile d'olive

⅛ cuillère à café de flocons de piment rouge écrasés

1 poireau, tranché

⅓ tasse d'échalotes, choisies

½ tasse de poivron rouge, haché

4 gousses d'ail, hachées

2 tasses de petites carottes, coupées en deux

1 tasse de courgettes en dés

1 (8 onces) paquet de tempérament assaisonné

½ tasse de xérès sec

1 tomate, hachée

1 cuillère à soupe de tamari

Directions

Étoile 1

Préchauffer le four à 350 degrés F (175 degrés C).

Étoile 2

Placez l'huile et le piment rouge écrasé dans un plat de 2 casseroles allant au four et allant au four. Faire revenir à feu moyen pendant 1 minute. Ajouter le poireau, l'échalote, le poivron rouge et l'ail. Faire sauter pendant 3 minutes. Ajoutez les carottes et les courgettes. Faire revenir en remuant fréquemment pendant 5 minutes. Ajouter la température et cuire encore 5 minutes. Ajouter le sherry, la tomate et le tamarin. Faire sauter pendant 5 minutes supplémentaires.

Étoile 3

Couvrir le plat en cocotte et cuire à 350 degrés F (175 degrés C) pendant 30 minutes.

Nutrition Rapide

Par portion : 118 calories ; 7,7 g de protéines ; glucides 13,8 g; matières grasses 2,8 g ; Sodium 253,3 mg.

Tempeh facile à cuire

Cela doit être l'une des réponses les plus faciles que j'ai puisque les épices fonctionnent avec tant d'ingrédients différents. Les pommes de terre fonctionnent également bien avec cette combinaison. N'hésitez pas à ajouter ou ajouter le montant d'argent à votre goût local! Apprécier!

Préparation : 15 minutes

Cuisson : 25 mn

Supplémentaire : 3 minutes

Total : 43 minutes

Portions : 2

Rendement : 2 portions

Ingrédients

2 cuillères à soupe d'huile de graines de tournesol

2 cuillères à soupe de levure de bière

1 cuillère à soupe d'orge séché

1 cuillère à soupe de ciboulette séchée

2 c. à thé de marjolaine fraîche hachée

2 cuillères à café de coriandre moulue

1 cuillère à café de sel

1 (8 onces) de tempeh de paquet, coupé en morceaux de 1/2 pouce

Directions

Étape 1

Préchauffer le four à 350 degrés F (175 degrés C).

Étape 2

Dans un bol, mélanger l'huile, la levure de bière, l'origan, la ciboulette, la marjolaine, la coriandre et le sel jusqu'à ce que le tout soit bien mélangé. Ajouter le tempreh sous-couche et mélanger pour bien enrober. (Plus d'huile peut être nécessaire pour recouvrir complètement le tempeh.) Étalez le tempeh en une seule couche sur une plaque à biscuits légèrement huilée.

Étoile 3

Cuire au four préchauffé pendant 20 à 25 minutes, ou jusqu'à ce qu'ils soient dorés. Retirer du four et laisser refroidir 2 à 3 minutes. Servir chaud, et régalez-vous !

Nutrition Rapide

Par portion : 380 calories ; protéines 24,4 g; glucides 16,4 g; matières grasses 26,8 g ; Sodium 1183,4 mg.

Vegan Lentilles Rouges Sour

J'ai fait cette recette de fusion un soir où mon ami était passé. C'est une soupe crémeuse et délicieuse.

Préparation : 15 mn

Cuisson : 40 mn

Total : 55 minutes

Portions : 4

Rendement : 4 portions

Ingrédients

1 cuillère à soupe d'huile de noix

1 petit oignon, haché

1 table de racine de gingembre frais hachée

1 mot d'ail, haché

1 pincée de graines de fenugrec

1 cs de lentilles rouges sèches

1 tasse de pâte de butternut - pelée, épépinée et coupée en cubes

⅓ de la coriandre fraîche finement hachée

2 verres d'eau

½ (14 oz.) boîte de lait de coco

2 cuillères à soupe de pâte de tomate

1 c. à thé de poudre crémeuse

1 gousse de poivre de sauvenne

1 tasse de muscade moulue

sel et poivre au goût

Distinctions

Étape 1

Chauffez l'huile dans une grande casserole à feu moyen et faites cuire l'oignon, le gingembre, l'ail et le fenugrec jusqu'à ce que l'oignon soit tendre.

Étape 2

Mélangez les lentilles, le jus et la coriandre dans la casserole. Incorporer l'eau, le lait de coco et la pâte de tomate. Assaisonnez avec du curry rowder, du sayenne repper, de la noix de muscade, du sel et du repper. Porter à ébullition, réduire le feu à doux et laisser mijoter 30 minutes, ou jusqu'à ce que les lentilles soient tendres.

Nutrition Faits

Par portion : 303 calories ; 13g de protéines; glucides 34,2 g; matières grasses 14,6 g ; sodium 80,9 mg.

Lentilles rouges turques aigres végétaliennes

Cette délicieuse soupe aux lentilles rouges est très facile à préparer et pleine de saveurs. C'est végétalien aussi - gagnant/gagnant ! Mon père a combiné quelques recettes différentes au fil des ans et celle-ci a été définitivement la gagnante. Il a été fait par de nombreuses personnes dans toute la famille et est toujours accueilli avec de grands commentaires ! Je ne saurais trop insister sur le fait que vous devez vraiment utiliser des lentilles rouges pour cette recette car c'est la clé du goût . Si vous ne les trouvez pas dans votre épicerie habituelle, ils sont toujours en stock au marché alimentaire indien le plus proche. Mieux servi avec votre pain préféré tout juste sorti du four !

Préparation : 15 minutes

Cuisson : 40 minutes

Supplémentaire : 10 minutes

Total : 65 minutes

Portions : 8

Rendement : 8 portions

Ingrédients

2 cuillères à soupe d'huile d'olive

2 gros oignons, émincés

2 cuillères à café de sel, divisées

2 brins de thum frais

8 gousses d'ail, hachées

2 cuillères à café de sumin moulu

2 feuilles de laurier turc

6 tasses de bouillon de légumes

1 (28 onces) peut écraser la tomate

2 cs de lentilles rouges, piquées et rincées

1 ½ cuillères à soupe de purée de tomates

2 comprimés d'origan séché

1 cuillère à café de poivre noir moulu

2 tasses d'eau

4 cuillères à soupe de pommes de terre plates hachées

1 citron, coupé en quartiers

Directions

Étoile 1

Chauffer l'huile d'olive dans une casserole à fond épais à feu moyen. Ajouter les oignons et 1 cuillère à café de sel; chaud, en remuant parfois, jusqu'à ce qu'il soit ramolli, environ 8 minutes. Ajoutez des brins de thym, de l'ail, du cumin et des feuilles de laurier; Cuire, en remuant, pendant 1 minute de plus.

Étoile 2

Ajouter le bouillon de légumes, les tomates, les lentilles rouges, la pâte de tomate, l'origan, le sel restant et le poivre à la saucisse. Couvrir partiellement et laisser mijoter, en remuant parfois, jusqu'à ce que les lentilles soient très molles et s'effondrent, 30 à 45 minutes.

Étape 3

Jetez les brins de thym et les feuilles de laurier. Laissez votre santé brièvement, environ 10 minutes. Transférez 4 tasses de soja dans un mixeur ; mélanger jusqu'à consistance lisse. Mélangez à nouveau dans le sauseran. Incorporer l'eau. Verser la soupe dans des bols; garnir de persil haché et d'une giclée de jus de citron.

Notes du cuisinier :

Le sour peut être préparé 3 jours à l'avance. Refroidi à découvert. Ensuite, il peut être refroidi, couvert.

Si vous préférez, remplacez 1 feuille de laurier de Californie par les feuilles de laurier turques.

Nutrition Rapide

Par portion : 285 calories ; 16,4 g de protéines ; glucides 47,3 g; matières grasses 5,5 g ; Sodium 1091,7 mg.

Curru végétalien aux lentilles vertes

Un curry végétarien facile qui peut être modifié en fonction de vos goûts personnels en ce qui concerne les épices et la chaleur. J'ai utilisé des poivrons verts, mais vous pouvez expérimenter avec d'autres types de légumes comme le chou-fleur, le poivron rouge, le gombo, etc., comme vous le souhaitez. ed ! Servir avec du riz basmati et saupoudrer de coriandre fraîche si vous le souhaitez.

Préparation : 10 minutes

Cuisson : 25 minutes

Total : 35 minutes

Portions : 3

Rendement : 3 portions

Ingrédients

1 cuillère à soupe d'huile de cuisson

1 oignon, finement haché

1 poivron vert finement haché

1 gousse d'ail finement hachée

1 tableau _

1 cuillère à soupe de crème sure douce

2 cuillères à café de cumin moulu

1 cuillère à café de curcuma moulu

1 (14,5 onces) de tomates en dés

1 (15 onces) de lentilles vertes trempées

Directions

Étoile 1

Chauffer l'huile dans une grande poêle à feu moyen-vif et cuire l'oignon, le poivron et l'ail jusqu'à ce qu'ils soient tendres, environ 5 minutes. Incorporer le garam masala, le curcuma, le cumin et le curcuma et cuire jusqu'à ce qu'ils soient parfumés, 1 à 2 minutes. Ajouter les tomates, porter à ébullition et cuire 5 minutes. Ajouter les lentilles et bien mélanger. Laisser mijoter 10 minutes, mais ne pas porter à ébullition.

Note du cuisinier :

Si vous voulez ajouter de la viande, je suggère soit de la poitrine de poulet, soit des dés de bœuf. Faire dorer pendant la friture des légumes, avant d'ajouter les épices.

Nutrition Faits

Par portion : 273 calories ; protéine 15,3 g; glucides 43,2 g; graisse 6,5 g; sodium 28,3 mg.

Chou-fleur au curry végétalien, patate douce et soupe aux lentilles

Cette soupe de lentilles végétalienne est simple, facile, nutritive et délicieuse.

Préparation : 20 minutes

Cuisson : 50 minutes

Total : 70 minutes

Portions : 5

Rendement : 5 portions

Ingrédients

1 tablé d'huile de sosonut

1 gros oignon, haché

4 gousses d'ail, hachées

1 cuillère à table de gingembre frais haché, ou plus au goût

1 cuillère à table de poudre de surru, ou plus au goût

2 cuillères à café de coriandre moulue

2 cuillères à café de cumin moulu

8 tasses de bouillon de légumes

1 verre de lentilles rouges sèches, rincées et égouttées

1 tête de chou-fleur, coupée en bouquets

2 tasses de patate douce

3 tasses d'épinards frais

Directions

Étoile 1

Faire chauffer l'huile de noix de coco dans une grande casserole à feu moyen. Ajouter l'oignon et l'ail et faire sauter jusqu'à ce qu'ils soient translucides, 5 à 6 minutes. Incorporer le gingembre, 1 cuillère à soupe de gingembre, la coriandre et le cumin et faire sauter jusqu'à ce qu'ils soient parfumés, environ 2 minutes de plus. Verser le bouillon et les lentilles et remuer pour combiner. Porter le mélange à faible ébullition ; Réduire le feu et laisser mijoter 5 minutes.

Étoile 2

Incorporer le chou-fleur et la patate douce. Couvrir, réduire le feu à moyen-doux et laisser mijoter jusqu'à ce que le chou-fleur et la patate douce soient tendres, 20 à 25 minutes. Assaisonnez avec du sel et du poivre et ajoutez plus de poudre de curry si vous le souhaitez. Incorporer les épinards et cuire jusqu'à ce qu'ils ramollissent, de 3 à 5 minutes.

Note du cuisinier :

Sambar masala est excellent à utiliser à la place de la poudre de curry, mais tout mélange de curry fonctionne.

Nutrition Faits

Par portion : 313 calories ; protéines 16,1 g; glucides 53,9 g; matières grasses 4,7 g ; sodium 820,3 mg.

Soupe végétalienne aux lentilles

Vous serez étonné de voir combien de saveur vous obtenez juste avec des légumes, des légumineuses et des herbes. Cette soupe aux lentilles simple et propre avec des lentilles brunes est végétalienne et a bon goût.

Préparation : 20 minutes

Cuisinier : 43 minutes

Total : 63 minutes

Portions : 8

Rendement : 8 portions

Ingrédients

1 ¾ tasse de lentilles brunes

2 tables à huile d'olive

2 jours, шорред

3 tasses d'ail émincé

3 cuillères à soupe de purée de tomates

1 botte fraîchement coupée, écourtée

1 branche de céleri, hachée

½ carotte, hachée

1 cuillère à café de sel, ou plus au goût

2 feuilles

8 tasses d'eau

1 cuillère à soupe de moutarde de Dijon

1 vinaigre de vin rouge de table, ou plus au goût

fraîchement moulu au goût

Directions

Étoile 1

Placez les lentilles dans un bol, couvrez d'eau froide et évacuez celles qui nagent vers le tor. Drain.

Étoile 2

Chauffer l'huile d'olive dans une grande casserole à feu moyen et cuire l'oignon jusqu'à ce qu'il soit tendre et translucide, 5 à 7 minutes. Ajouter l'ail et cuire jusqu'à ce qu'il soit parfumé, environ 30 secondes. Incorporer la sauce tomate, le persil, la carotte, le céleri, 1 cuillère à café de sel et les feuilles de laurier. Cuire et remuer pendant 3 minutes.

Étoile 3

Versez les lentilles et 8 tasses d'eau dans la casserole. Porter à ébullition, réduire le feu et cuire partiellement à couvert jusqu'à ce que les lentilles soient tendres, 30 à 35 minutes. Incorporer la moutarde et le vinaigre de vin rouge.

Réduisez le soja en purée avec un mélangeur à immersion jusqu'à ce qu'il soit presque lisse, mais il reste quelques morceaux. Assaisonnez avec du sel et du poivre.

Note du cuisinier :

Vous pouvez également utiliser des lentilles vertes séchées pour cette aigre-douce.

Nutrition Faits

Par portion : 204 calories ; protéines 11,8 g ; sarbohudrates 31g; graisse 4g; sodium 408mg.

Instant Pot® Végétalien Lentilles Sour

Cette lentille aigre végétalienne est un repas unique si facile et simple à préparer dans votre Instant Pot® ! Savourez ce délicieux plat réconfortant plein de saveurs et de nutriments.

Durée : 10 mn

Cuisson : 25 minutes

Supplémentaire : 10 minutes

Total : 45 minutes

Portions : 6

Rendement : 6 portions

Ingrédients

2 cuillères à soupe d'huile d'olive

1 oignon jaune, épluché

2 carottes, hachées

2 branches de céleri, hachées

1 ½ tasse de lentilles rouges

1 boîte (28 onces) de tomates en dés

4 tasses de bouillon de légumes

4 gousses d'ail, hachées

1 cuillère à café de thym séché

1 cuillère à café de sel casher

¾ de thé de rarrika fumée

½ cuillère à café de poivre noir

1 cuillère à soupe de persil frais haché

Directions

Étoile 1

Allumez un autocuiseur multifonction (tel que Instant Pot®) et sélectionnez la fonction Saute . Chauffer l'huile d'olive; chauffer et remuer jusqu'à ce que l'oignon ait ramolli et soit devenu translucide, environ 5 minutes. Ajouter les carottes et le céleri et cuire jusqu'à ce qu'ils soient tendres, environ 3 minutes. Combinez des lentilles, des tomates en dés, du bouillon de légumes, de l'ail, du thym, du sel, de la rarrika et du poivre dans la marmite. Fermez et verrouillez le couvercle. Sélectionnez la haute pression selon les instructions du fabricant ; réglez la minuterie sur 15 minutes. Attendre 10 à 15 minutes pour que la pression monte.

Étoile 2

Relâchez la pression en utilisant la méthode de libération naturelle conformément aux instructions du fabricant, 10 à 40 minutes. Servir dans des bols et saupoudrer de persil.

Nutrition Rapide

Par portion : 279 calories ; 14,9 g de protéines ; glucides 41,5 g; matières grasses 5,5 g ; Sodium 848mg.

De savoureuses crêpes au sarrasin

Ce pancake est plein de bonnes choses pour la santé avec une bonne dose de goût. Servir avec du beurre ou de la margarine et beaucoup de sirop d'érable du Vermont.

Durée : 10 mn

Cuisson : 15 mn

Total : 25 minutes

Portions : 5

Rendement : 10 mois

Ingrédients

½ tasse de farine de blé entier

¼ tasse de farine de blé entier

¼ tasse de farine tout usage

¼ tasse d'avoine chaude

3 càc de levure chimique

1 tasse de lait écrémé

3 cuillères à soupe d'huile d'olive

2 tables de miel

1 oeuf, légèrement battu

Directions

Étape 1

Dans un grand bol, mélanger la farine de blé, la farine de sarrasin, la farine tout usage, l'avoine et le rameur de cuisson. Incorporer le lait, l'huile, le miel et l'œuf.

Étoile 2

Faire chauffer une poêle légèrement huilée à feu moyen.

Versez ou étalez la pâte sur la plaque chauffante, en utilisant environ 1/4 de tasse pour chaque rancake. Faire dorer des deux côtés et servir chaud.

Nutrition Faits

Par portion : 229 calories ; protéine 6,5 g; glucides 30,6 g; graisse 9,9 g; cholestérol 38,2 mg; sodium 329,1 mg.

Crêpes au quinoa et au sarrasin

J'ai peaufiné une recette de crêpes classique pour utiliser de la farine de sarrasin, puis j'ai inclus de la farine de quinoa pour le bon goût de noisette. Un délicieux petit-déjeuner sans gluten qui est excellent avec de la myrtille ou un autre sirop de fruits. Cette recette a converti ma femme d'un mangeur de non-crêpes ! Gardez les crêpes finies au chaud sur une assiette dans un four à 150 degrés F (65 degrés C) pendant la cuisson du reste de la pâte.

Préparation : 15 min

Cuisson : 5 minutes

Total : 20 minutes

Portions : 9

Rendement : 9 crêpes

Ingrédients

1 tasse de babeurre

1 oeuf, légèrement battu

2 tableaux

1 cuillère à soupe de miel

½ tasse de farine de blé entier

½ tasse de farine

1 cuillère à café de levure chimique

½ cuillère à café de bicarbonate de soude

½ cuillère à café de sel

Directions

Étoile 1

Mélanger le beurre, l'œuf, l'huile de canola et le miel dans un grand bol. Mélanger la farine de sarrasin, la farine de duinoa, la poudre à pâte, le bicarbonate de soude et le sel ensemble dans un bol jusqu'à ce qu'ils soient mélangés. Incorporer le mélange de farine au mélange de babeurre; remuer jusqu'à ce que le mélange soit homogène.

Étoile 2

Faites chauffer une plaque chauffante légèrement huilée à feu moyen. Déposer la pâte, 1/4 tasse par crêpe, sur la plaque chauffante et cuire jusqu'à ce que des bulles se forment et que les bords soient secs, 3 à 4 minutes. Retourner et cuire jusqu'à ce qu'ils soient dorés de l'autre côté, 2 à 3 minutes. Répétez avec la pâte restante.

Notes du cuisinier :

Si vous n'avez pas de babeurre, mélangez 1 cuillère à soupe de vinaigre blanc dans 1 tasse de lait écrémé et laissez reposer pendant 10 minutes.

Si vous n'avez pas de farine de quinoa, broyez le quinoa sec 1/4 tasse à la fois dans un moulin à café/moulin à épices jusqu'à ce que vous ayez la bonne quantité.

Nutrition Faits

Par portion : 104 calories ; protéine 3,5 g; glucides 12,6 g; graisse 4,6 g; cholestérol 21,8 mg; sodium 292mg.

Crêpes de sarrasin aigres à l'ancienne

Fraîchement sorties de la poêle, ces galettes de sarrasin se marient très bien avec la saucisse maison. C'est une recette qui pardonne, et chaque cuisine et cuisine semble ajouter une personnalité aux crêpes. Suivez le processus général, et après avoir appris cela, amusez-vous !

Préparation : 10 minutes

Cuisson : 20 mn

Supplémentaire : 8 heures

Total : 8h30 _

Portions : 8

Rendement : 8 portions

Ingrédients

2 tasses de farine de sarrasin

1 tasse de farine tout usage

1 tasse de beurre, ou plus au besoin

½ (0,6 once) de gâteau frais

1 cuillère à café de sucre blanc

1 cuillère à café de bicarbonate de soude

⅛ cuillère à café de sel

1 tasse d'eau chaude, ou au besoin

Directions

Étoile 1

Mélanger la farine de blé et la farine tout usage dans un bol à mélanger. Ajouter le babeurre et fouetter. Remuer avec un fouet jusqu'à ce que la pâte soit lisse. Ajouter plus de babeurre, 1 cuillère à soupe à la fois, si la pâte est trop ferme.

Étoile 2

Couvrir le bol avec une assiette et laisser reposer dans un endroit à l'abri des courants d'air, 8 heures jusqu'à la nuit.

Étape 3

Ajoutez du sucre, du bicarbonate de soude et du sel après la nuit de repos. Mélangez suffisamment d'eau chaude pour donner à la pâte une consistance fine et fluide.

Étape 4

Faites chauffer une plaque chauffante légèrement huilée à feu moyen. Déposez la pâte par grosses cuillerées sur la plaque chauffante et laissez cuire jusqu'à ce que des bulles se forment et que les bords soient secs, 3 à 4 minutes. Retournez et faites cuire jusqu'à ce qu'ils soient dorés de l'autre côté, 2 à 3 minutes. Réservez un peu de pâte comme entrée pour le prochain lot.

Notes du cuisinier :

Après avoir préparé le nombre de crêpes souhaité, ajoutez suffisamment de farine de sarrasin et de babeurre pour faire une pâte. Couvrir et laisser reposer dans un endroit à l'abri des courants d'air jusqu'à ce que d'autres préparations soient faites. Répétez les étapes 3 et 4 pour chaque lot de pancakes, puis faites plus de pâte à chaque fois après cette étape. La pâte peut être conservée à température ambiante et utilisée à plusieurs reprises pendant 3 semaines. S'il reste de la pâte après 3 semaines, jetez-la.

Remplacez 1 1/2 sachets de levure sèche active dans 1 tasse d'eau tiède si vous préférez.

Nutrition Faits

Par portion : 175 calories ; protéines 6,8 g ; glucides 35,5 g; graisse 1,4 g; cholestérol 1,2 mg; sodium 230,3 mg.

CONCLUSION

La solution d'amidon par le Dr John McDougall dit qu'il existe un régime spécifique qui soutient le mieux la santé de chaque animal. Et selon lui le régime alimentaire idéal pour les humains est à base de féculents. Dans The Starch Solution, il affirme que manger plus de riz, de maïs, de pommes de terre et de haricots est le secret pour perdre du poids. Non seulement cela - cela améliorera votre bien-être - tout en aidant à sauver la planète.

McDougall explique que les experts scientifiques ont depuis longtemps conclu que nous sommes conçus pour manger un régime composé principalement d'aliments végétaux.

Des recherches récentes ont montré que nous produisons huit fois plus d'enzymes digérant l'amidon dans notre salive que les autres. McDougall propose cela comme preuve que les aliments les mieux adaptés à la philosophie humaine sont les féculents.

Le régime recommandé par McDougall consiste en 70 % d'amidon (riz, pommes de terre, haricots, etc.), 10 % de fruits et 20 % de légumes. Vous enverrez la nourriture dans votre assiette autour des féculents avec l'ajout de légumes non féculents et de fruits pour ajouter de la couleur et de la saveur. Vous pouvez également ajouter des assaisonnements sans gras pour varier et rendre vos repas plus intéressants.

Dans ce programme, vous devriez éviter toute viande,

poisson, produits laitiers, œufs, graisses animales telles que le saindoux et le beurre, les huiles végétales, y compris l'huile d'olive, le processus aliments emballés et emballés (sauf ceux qui ne contiennent que des ingrédients autorisés).

McDougall conseille d'éviter ces aliments tout le temps pour le reste de votre vie. C'est probablement très bien si vous rompez le régime une ou deux fois par an. Mais trop souvent, il est difficile de se remettre sur la bonne voie, il est donc préférable d'éviter ces aliments.

Il y a quelques aliments qui sont autorisés, mais ils peuvent ralentir votre progression. Cela comprend l'avocat, les fruits secs, les jus de fruits, les noix, les graines et les sucres simples tels que le sirop d'érable. Ils sont mieux consommés en petites quantités dans le cadre d'un repas à base d'amidon. Si vous souhaitez accélérer la perte de poids ou si vous vous remettez d'une maladie chronique, il vous est conseillé d'éviter complètement ces aliments.